# Prävention statt

Eine erdrückende Anzahl von wissenschaftlichen Studien belegt, dass Vitamin D in unserem Körper nicht nur für den Knochenstoffwechsel, sondern für die reibungslose Funktion fast aller Zellen und Organe benötigt wird.

**Vitamin D**

- senkt die allgemeine und kardiovaskuläre Sterblichkeit,
- kräftigt die Knochen und Muskulatur, senkt das Risiko für Stürze, Frakturen und Osteoporose,
- verbessert die Gefäßgesundheit, den Blutdruck und die Herzmuskelleistung,
- stärkt das Immunsystem, hilft bei Allergien und verringert das Risiko für Atemwegsinfekte,
- verringert das Krebsrisiko (z. B. Darmkrebs) und verbessert die Krebstherapie,
- senkt das Risiko für Typ-1-Diabetes und verbessert den Stoffwechsel bei Typ-2-Diabetes,
- hilft bei Nervenerkrankungen wie multipler Sklerose,
- schützt die Nervenzellen (z. B. Alzheimer, Parkinson),
- unterstützt eine gesunde Schwangerschaft.

Nach Berechnungen des renommierten Vitamin-D-Forschers Professor Dr. Armin Zittermann vom Herz- und Diabeteszentrum NRW könnten durch die Verbesserung der Vitamin-D-Versorgung der deutschen Bevölkerung im günstigsten Fall Gesundheitskosten von bis zu 37,5 Milliarden Euro pro Jahr eingespart werden. Zum Vergleich: Die Arzneimittelausgaben im Jahre 2018 beliefen sich allein auf 36,2 Milliarden Euro!

## Ein altes Vitamin im neuen Licht

Der Sonnengott Helios galt in der griechischen Mythologie als Spender von Licht, Leben und Energie. Nicht nur Pflanzen gewinnen ihre Lebensenergie aus dem Sonnenlicht, sondern auch der Mensch. In unseren Breiten kann Vitamin D in den sonnenreichen Monaten Mai bis September mit Hilfe der Sonne über die Haut gebildet werden (s. Abb. rechts). Die körpereigene Synthese des Sonnenvitamins läuft dabei in mehreren Schritten ab:

1. In der sonnenbestrahlten Haut wird aus Cholesterin mit Hilfe von UV-B-Strahlen (Wellenlänge: 290–315 nm) Provitamin D gebildet. Die Vorstufe Provitamin D wird danach durch die Körpertemperatur in Vitamin D (= Cholecalciferol) umgewandelt.

Streng genommen ist Vitamin D kein Vitamin, sondern ein Prohormon, da es nun von Organen und Zellsystemen zum $1{,}25(OH)_2D$ aktiviert wird:

2. Die Leber wandelt Vitamin D mit Hilfe der Magnesium-abhängigen 25-Hydroxylase zu 25(OH)D (= Calcidiol), dem wichtigsten Parameter zur Einschätzung des Vitamin-D-Status um. Anschließend erfolgt in den Nieren über das Magnesium-abhängige Enzym 1-alpha-Hydroxylase die Aktivierung von 25(OH)D in das stoffwechselaktive Vitamin-D-Hormon $1{,}25(OH)_2D$ (Calcitriol). $1{,}25(OH)_2D$ reguliert über Wechselwirkung mit Vitamin-D-Rezeptoren über 2000 Gene der 23.000 Gene des Menschen sowie zahlreiche Stoffwechselprozesse.

Dazu zählen unter anderem die Knochenmineralisierung, das Herz-Kreislauf-System, das Immunsystem, die Nervenfunktion und die Zellteilung.

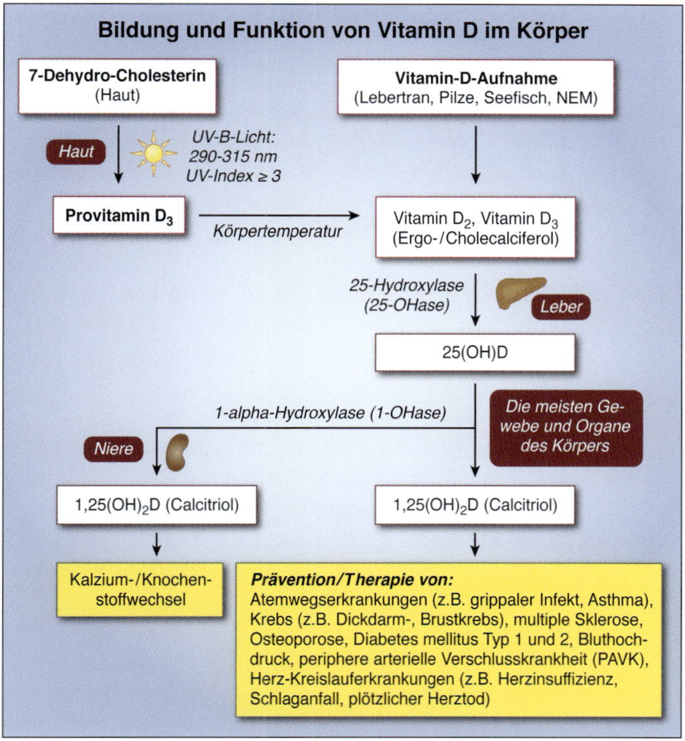


Neben den Nieren besitzen die meisten anderen Zell- und Organsysteme eine 1-alpha-Hydroxylase. Vitamin-D-Hormon beeinflusst deshalb die Funktion zahlreicher Organe und Gewebe in unserem Körper (z. B. Bauchspeicheldrüse, Blutgefäße, Brustdrüse, Darmzellen, Gehirn, Herz, Immunzellen, Muskelzellen).

# Deutschland: Ein Vitamin-D-Mangelland

In Deutschland herrscht ein Vitamin-D-Mangel im epidemieartigen Ausmaß. Gesundheitspolitiker und Fachgesellschaften haben diese Mangelversorgung bisher nicht berücksichtigt. Nach aktuellen Daten des Robert Koch-Instituts in Berlin sind bis zu 90 % der Bundesbürger in allen Altersklassen nicht ausreichend mit Vitamin D versorgt!

Sie werden sich sicherlich fragen wieso, wenn wir doch das Sonnenvitamin mit Hilfe von Sonnenlicht selber bilden können? Die Erklärung ist dabei ganz einfach und logisch zugleich:

1. Unsere geographische Lage: Deutschland befindet sich zwischen dem 47. bis 55. Breitengrad, also in der Nordhalbkugel auf der Höhe von Kanada. Im Zeitraum von Oktober bis März steht die Sonne hier nicht hoch genug am Himmel (UV-Index < 3), um unsere Haut mit den notwendigen UV-B-Strahlen von 290 bis 315 nm zu versorgen.

2. Vitamin D ist nur begrenzt speicherbar: Die Halbwertszeit von Vitamin D beträgt nur 24 h, die von 25(OH)D etwa 2–3 Wochen und die von $1{,}25(OH)_2D$ etwa 3 h. Darüber hinaus scheint nach aktuellen Untersuchungen Cholecalciferol auch über passive Diffusion direkt in verschiedene Zellen und Gewebe eindringen zu können. Hier wird es dann von der lokalen 25-OHase und 1-OHase zum aktiven $1{,}25(OH)_2D$ aktiviert.

3. Sonnenschutz: Die Verwendung von Sunblockern und Lichtschutzfaktoren (LSF) in vielen Körperlotionen kann be-

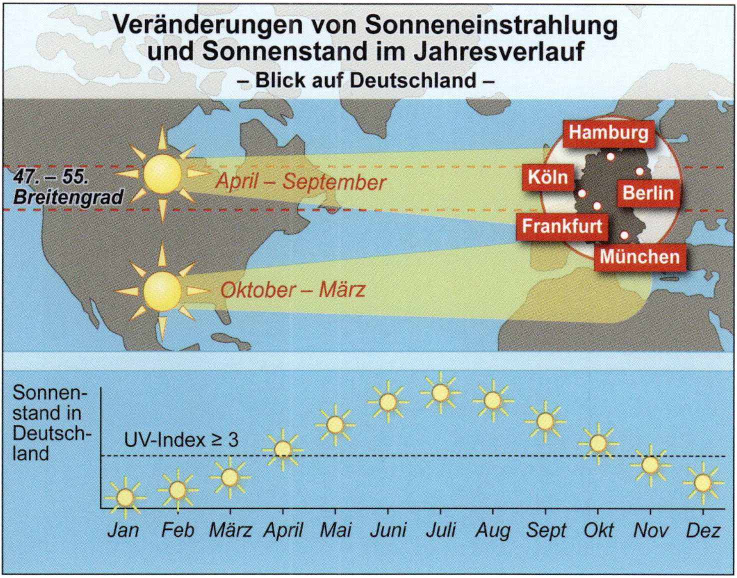


reits ab einem LSF ≥ 30 die körpereigene Vitamin-D-Synthese um über 95 % blockieren.

4. Unser Lebensstil: Wir halten uns immer weniger an der frischen Luft und eigentlich den ganzen Tag in geschlossenen Räumen auf. Daher sind viele auch in den Sonnenmonaten nicht ausreichend mit Vitamin D versorgt. Wer täglich über 4 Stunden TV schaut, verdoppelt sein Risiko für einen Vitamin-D-Mangel!

## Vitamin D-Mangel in Europa: eine Pandemie?

Die Häufigkeit des Vitamin-D-Mangels in der europäischen Bevölkerung und das damit verbundene gesundheitliche Gefährdungspotenzial wird durch die Daten der gerade publizierten ODIN-Studie (www.odin-vitd.eu) untermauert. In dieser Studie wurde der 25(OH)D-Status von 55 844 Europäern ausgewertet.

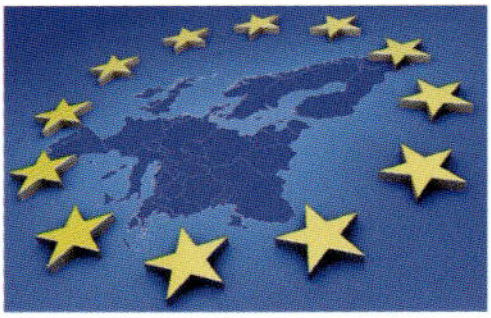

Die Ergebnisse dieser Studie sind alarmierend und stellen die Handlungskompetenz und das Verantwortungsbewusstsein der nationalen sowie der europäischen Gesundheitspolitik in Bezug auf die gesundheitliche Bedeutung des Sonnenvitamins in Frage:

- 13 % der Untersuchten hatten einen 25(OH)D-Status < 30 nmol/l bzw. < 12 ng/ml
- 40,4 % der Untersuchten hatten einen 25(OH)D-Status < 50 nmol/l bzw. < 20 ng/ml
- 80 % der Untersuchten hatten einen 25(OH)D-Status < 75 nmol/l bzw. < 30 ng/ml

In den Monaten Oktober bis März war ein Vitamin-D-Mangel deutlich häufiger nachweisbar als im Zeitraum April bis November. Bei ethnischen Gruppen mit dunkler Hautfarbe trat ein 25(OH)D-Status <30 nmol/l sogar bis zu 71-mal häufiger auf. Legt man als gesunden Normalwert einen 25(OH) D-Status fest von 100-150 nmol/l bzw. 40-60 ng/ml so wird nach den Ergebnissen der ODIN-Studie die Volksgesundheit von Millionen Europäern und Deutschen durch einen Mangel an Vitamin D gefährdet.

# Vitamin-D-Gehalt in Lebensmitteln

**Der Vitamin-D-Gehalt verschiedener Lebensmittel**

| Lebensmittel | Vitamin-D-Gehalt in 100 Gramm | notwendige Lebensmittelmenge* |
|---|---|---|
| | Vitamin $D_3$ | |
| Lebertran | 12000 IE** | 17-34 g |
| Hering | 1040 IE | 193-386 g |
| Aal | 840 IE | 230-460 g |
| Lachs | 680 IE | 291-588 g |
| Sardinen | 440 IE | 455-910 g |
| Thunfisch | 240 IE | 833-1666 g |
| Butter | 48 IE | 4200-8400 g |
| Muttermilch | 12-60 IE | 160-170 ml |
| | Vitamin $D_2$ | |
| Avocado | 140-200 IE | 1900-3600 g |
| Steinpilze (nicht sonnen-getrocknet) | 120 IE | 1700-3400 g |
| Champignons (nicht sonnen-getrocknet) | 76 IE | 2700-5400 g |

*Menge (Gramm/Milliliter), um den täglichen präventiven Vitamin-D-Bedarf von 2000 bis4000 IE abzudecken

**IE = Internationale Einheiten

Es gibt keine Möglichkeit, den Vitamin-D-Bedarf ausreichend über die Nahrung abzudecken – oder hätten Sie Lust jeden Tag zum Frühstück einen sauren Hering

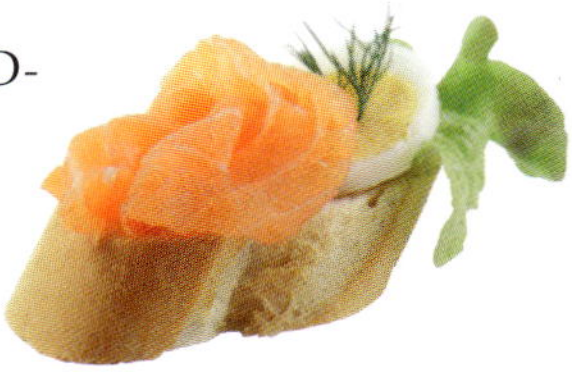

mit Lebertran runter zu spülen? Milchprodukte, Eier oder Butter sind zur Abdeckung des täglichen Bedarfs nur bedingt geeignet!

## Sonnengetrocknete Pilze mit hohem Vitamin-D-Gehalt

Eine Ausnahme bilden Pilze: Steinpilze und Champignons sind eine gute Nahrungsquelle für Vitamin D. Allerdings muss man die Pilze vor dem Verzehr in der Sonne trocknen. Dieses Konservierungsverfahren ist bereits seit Jahrhunderten bekannt, man schneidet dabei zunächst die Fruchtkörper der Pilze in dünne Scheiben und legt sie dann (ohne sie überlappen zu lassen) auf einem sauberen Geschirrtuch oder Ähnlichem in der Sonne zum Trocknen aus. Im Zuge der Trocknung in der Sonne werden in den Pilzen durch die UV-Bestrahlung nennenswerte Mengen von Vitamin $D_2$ (Ergocalciferol) produziert.

Forscher der Universität Freiburg gehen davon aus, dass es für eine Tagesdosis Vitamin D ausreicht, wenn man an einem Sommertag 30 g Pilze in jeweils 5 mm dicke Scheiben schneidet und vor dem Verzehr etwa 30 Minuten in die Mittagssonne legt. Das auf diese Weise durch das UV-B-Licht gebildete Vitamin $D_2$ (Ergocalciferol) ist chemisch stabil, was bedeutet, dass sich seine biochemische Wirkung nicht verändert und die getrockneten Pilze auch gelagert oder eingefroren werden können. Dieses verblüffend einfache Verfahren würde es uns ermöglichen, den Vitamin-D-Mangel in Deutschland zu beseitigen.

Der individuelle Vitamin-D-Status (siehe S. 22) ist neben einem gesunden Lebensstil (Ernährung, körperliche Aktivität) eine wichtige Größe, die Ihre Gesundheit oder Krankheit beeinflusst. Nach aktuellen wissenschaftlichen Erkenntnissen sollte der 25(OH)D-Spiegel im Serum zwischen 40 bis 60 ng/ml liegen, um langfristig negative Folgen für die Gesundheit zu vermeiden!

## Prävention beginnt im Mutterleib

Ein guter Vitamin-D-Status (25(OH)D: 40–60 ng/ml) ist bei Frau und Mann eine wichtige Voraussetzung, um glücklich schwanger zu werden. Bei der Frau unterstützt das Sonnenvitamin die Fruchtbarkeit, einen störungsfreien Schwangerschaftsverlauf, eine komplikationsarme Geburt sowie eine gesunde Entwicklung des Kindes. Da Vitamin D die Schlüsselproteine Hepcidin und Ferroportin des Eisenstoffwechsels beeinflusst, verringert ein guter 25(OH)D-Status nach aktuellen Studien bei Schwangeren auch das Risiko eines Eisenmangels. Das Risiko der Kinder im späteren Lebensalter an ADHS zu erkranken wird nach aktuellen Studien an Schwangeren zudem durch einen gesunden mütterlichen Vitamin-D-Status verringert. Beim Mann verbessert Vitamin D die Spermienqualität und Spermienbeweglichkeit.

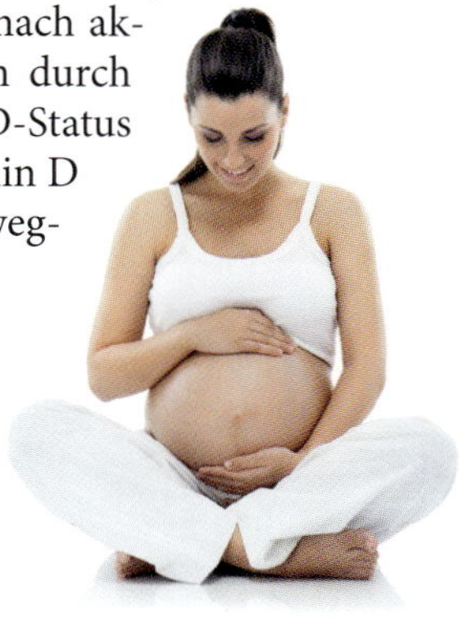

Bei Schwangeren sollte der 25(OH)D-Status beim Arzt kontrolliert und durch adäquate Supplementierung (z. B. 50 I.E. Vitamin D pro kg Körpergewicht pro Tag) ausgeglichen werden. Bei Neugeborenen ist unbedingt auf eine ausreichende tägliche Vitamin-D-Zufuhr zu achten, da Muttermilch in der Regel arm an Vitamin D ist und nur etwa 10–60 I.E. Vitamin D pro Liter enthält. Um die altersgerechte Mineralisation des im ersten Lebensjahr stark wachsenden Skelettsystems zu ermöglichen, ist zur Deckung des Vitamin-D-Bedarfs bei Neugeborenen die tägliche Gabe von Vitamin-D-Präparaten (z. B. 1000 I.E. Vitamin D/Tag, p. o.) erforderlich.

## Gesunde Knochen

Für eine normale Kalziumverwertung aus der Ernährung und eine gesunde Knochenentwicklung ist ein 25(OH)D-Status von ≥ 32 ng/ml (= 80 nmol/l) notwendig. Aktuelle Studien des Klinikums Hamburg Eppendorf zeigen, dass ein 25(OH)D-Wert < 30 ng/ml (< 75 nmol/l) bereits die Mineralisierung des Knochens stört und zu einer vorzeitigen Knochenalterung führt. Das trägt bei jungen und älteren Menschen wesentlich zur erhöhten Anfälligkeit für Knochenbrüche und Stressfrakturen bei. Nach aktuellen Forschungsergebnissen ist sogar ein 25(OH)D-Spiegel von 48 bis 52 ng/ml notwendig, um einen Anstieg des Parathormons möglichst gering zu halten. Dieses Hormon aus der Nebenschilddrüse begünstigt knochenabbauende und muskelkatabole Prozesse sowie die Entwicklung einer Osteoporose. Für einen gesunden Knochenstoffwechsel sollten täglich etwa 40–60 I.E. Vitamin D pro kg Körpergewicht supplementiert werden.

**Achtung:** In Kombi-Präparaten aus Kalzium + Vitamin D ist in der Regel zu wenig Vitamin D enthalten, um das eingenommene Kalzium im Körper sinnvoll zu verwerten!

Das Sonnenvitamin stärkt nicht nur die Knochen, sondern kräftigt auch die Muskulatur. Eine gute Versorgung mit Vitamin D senkt im Alter erheblich das Sturz- und Frakturrisiko. Eine unzureichende Versorgung mit Vitamin D steigert bei älteren Personen über 65 auch das Risiko für frühzeitige Pflegebedürftigkeit und Einweisung in ein Altenheim.

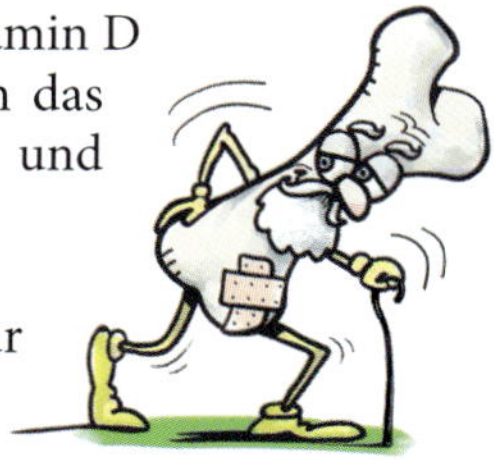

Vor dem Hintergrund, dass die Fähigkeit zur Vitamin-D-Synthese durch die im Alter dünner werdende Haut nachlässt (um bis zu 75 %) und sich ältere Menschen weniger häufig im Freien aufhalten, empfehlen führende Vitamin-D-Forscher wie Prof. Dr. med. Michael F. Holick von der Universität Boston bei älteren Menschen 1- bis 2-mal im Jahr den 25(OH)D-Status beim Hausarzt zu kontrollieren und bei unzureichender Versorgung durch gezielte Einnahme (z. B. täglich 50 I.E. Vitamin D pro kg Körpergewicht) auszugleichen.

## Herzinfarkt und Schlaganfall

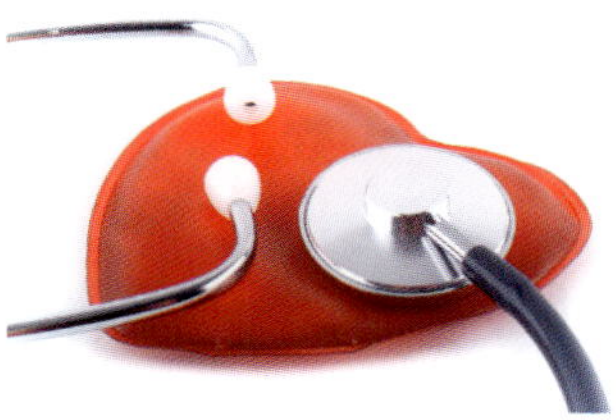

Eine unzureichende Versorgung mit Vitamin D steigert erheblich das individuelle kardiovaskuläre Risiko und die damit verbundene Sterblichkeit. Nach aktuellen Studien senkt Vitamin D den Blutdruck bei Hypertonikern, wirkt der Arteriosklerose entgegen, verbessert bei Herzinsuffizienz die Herzmuskelleistung und verringert das Risiko für eine periphere arterielle Verschlusskrankheit (Schaufensterkrankheit).

In Deutschland hat fast jeder Dritte einen zu hohen Blutdruck und damit ein erhöhtes Risiko für Herzkreislauf-Erkrankungen (z. B. Schlaganfall). Experten vermuten, dass die Zahl der Betroffenen mit zunehmender Überalterung der Gesellschaft in den kommenden 20 Jahren um 2 Millionen ansteigen wird. In Meta-Analysen führt die Supplementierung von Vitamin D im Vergleich zu Plazebo zu einer nicht-signifikanten Senkung des systolischen Blutdrucks von –3,6 mmHg und zu einer signifikanten Senkung des diastolischen Blutdrucks von –3,1 mmHg.

In einer aktuellen Studie an Patienten mit Bluthochdruck führte die Supplementierung von Vitamin D (50 000 IE Vitamin D/Woche) im Vergleich zu einer Kontrollgruppe zu einer signifikanten Reduktion der blutdruckerhöhenden Hormone Renin und Angiotensin II im Blut. Auch die Gefäßgesundheit in Form der Flussvermittelten Vasodilatation (FMD) wurde durch Vitamin D bei den Patienten signifikant verbessert. Bluthochdruck-Patienten sollten auf eine optimale Versorgung mit Vitamin D und Magnesium achten.

Die Nebenschilddrüse bildet bei schlechter Versorgung mit Vitamin D vermehrt Parathormon. Parathormon kann auf vielfältige Weise das Herz-Kreislauf-System schädigen: Erhöhte Parathormon-Spiegel begünstigen die Verkalkung der Arterienwände und der Herzklappen, erhöhen den Blutdruck, fördern eine Hypertrophie des Herzmuskels und können das Risiko für Herzrhythmusstörungen steigern. Als natürlicher Gegenspieler des Parathormons senkt Vitamin D das Risiko für kardiovaskuläre Erkrankungen (z. B. Herzinfarkt, Schlaganfall).

## Diabetes mellitus

Vitamin D ist für einen reibungslosen Zucker- und Fettstoffwechsel verantwortlich. Die natürliche Bildung, Ausschüttung und Verwertung des Insulins ist maßgeblich von Vitamin D abhängig. Aus diesem Grund ist ein Vitamin-D-Mangel ein wichtiger Risikofaktor, an Diabetes mellitus Typ 1 oder Typ 2 zu erkranken.

Ein Mangel an Vitamin D macht nicht nur unsere Körperzellen unempfindlich gegenüber Insulin (→ Insulinresistenz). Auch das Risiko für erhöhte Blutfette (z. B. Triglyceride), für Gefäßschäden (z. B. diabetische Augenschäden) und Übergewicht wird deutlich gesteigert.

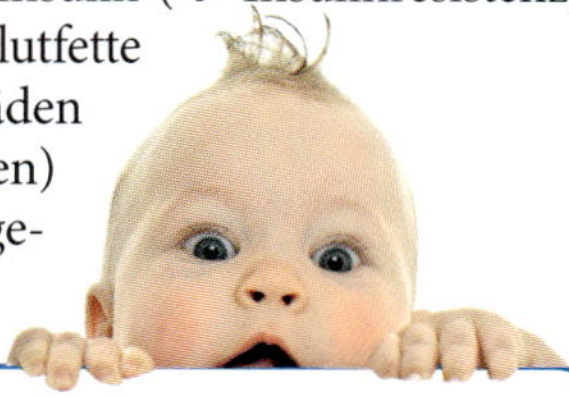

In einer Studie an 12.058 Kindern aus Finnland, wo weltweit der Typ-1-Diabetes am häufigsten ist, hatten diejenigen Kinder, die im ersten Lebensjahr täglich 2.000 I.E. Vitamin D bekamen nach 30 Jahren gegenüber denjenigen, die kein Vitamin D bekamen, ein um 80 % verringertes Risiko an Typ-1-Diabetes zu erkranken.

Aktuelle Studien bestätigen wiederholt die verhängnisvolle Beziehung zwischen Vitamin-D-Mangel und Diabetes mellitus. Danach beschleunigt ein Vitamin-D-Mangel (25(OH)D < 20 ng/ml) dramatisch das Fortschreiten vom Prädiabetes (Diabetes-Vorstadium) zum manifesten Diabetes. In der LURIC-Studie war zudem bei Patienten mit metabolischem Syndrom ein guter Vitamin-D-Status (25(OH)D > 30 ng/ml) gegenüber einem ausgeprägten Vitamin-D-Mangel (25(OH)D

< 10 ng/ml) mit einer deutlichen Reduktion der Gesamtsterblichkeit von 75 % verbunden.

In einer randomisierten und plazebokontrollierten Studie aus dem New England Journal of Medicine wollten Pittas et al. 2019 die Frage klären, ob sich das Erkrankungsrisiko von Menschen mit hohem Diabetesrisiko (Prädiabetes) durch die Supplementierung von Vitamin D reduzieren lässt. Dazu erhielten insgesamt 2.422 Patienten, die mindestens 2 von 3 diagnostischen Kriterien für Prädiabetes (Nüchternglukose 100–125 mg/dl, 2-Stunden-Glukose nach OGT 140–199 mg/dl, HbA1c 5,7–6,4 %) erfüllten, über einen Zeitraum von 24 Monaten entweder täglich 4.000 I. E. Vitamin $D_3$ oder ein Plazebo. Nach 24 Monaten wurden die 25(OH)D-Spiegel erneut bestimmt und ausgewertet, wie viele Patienten Typ-2-Diabetes nach vollen Diagnosekriterien entwickelt hatten. Dabei zeigte sich bei Patienten mit ausgeprägtem Vitamin-D-Mangel (< 12 ng/ml) ein signifikanter Vorteil der Supplementierung von Vitamin D im Vergleich zu Plazebo im Hinblick auf das Diabetesrisiko. Bei Patienten mit einem mit einem 25(OH)D-Ausgangwert < 12 ng/ml reduzierte die Supplementierung von Vitamin D das Risiko aus der Vorstufe des Diabetes einen manifesten Typ-2-Diabetes zu entwickeln signifikant um 62 %.

Der Diabetiker scheint im Hinblick auf seinen Stoffwechsel und sein erhöhtes Sterblichkeitsrisiko in besonderem Maße von der Supplementierung von Vitamin D zu profitieren. Bei Patienten mit Insulinresistenz sollte bereits im frühen Stadium der 25(OH)D-Status objektiviert werden und bei Mangel entsprechend durch Supplementierung (z. B. 50 I.E. Vitamin D pro kg Körpergewicht pro Tag) kompensiert werden (Referenz: 40–60 ng/ml)!

## Multiple Sklerose

Die multiple Sklerose (MS) ist eine entzündliche Autoimmunerkrankung des Nervensystems, bei der körpereigene Immunzellen die Schutzhülle der Nerven zerstören. Die Auswertung einer großen, 7 Millionen Personen umfassenden, amerikanischen Datenbank zeigt, dass ein guter Vitamin-D-Status (25(OH)D: 40–60 ng/ml) gegenüber einem Vitamin-D-Mangel (25(OH)D: 6–24 ng/ml) mit einem 62 % verringerten Risiko verbunden ist, an MS zu erkranken. Vitamin D nimmt bei der Autoimmuntoleranz eine wichtige Steuerungsfunktion ein. In seiner stoffwechselaktiven Form 1,25$(OH)_2$D ist es in der Lage, unser Immunsystem auf raffinierte Weise gegen die Entwicklung von Autoimmunerkrankungen zu wappnen, denn 1,25$(OH)_2$D sorgt für ein gesundes Gleichgewicht zwischen entzündungsfördernden Th1- und Th17-Zellen und den entzündungshemmenden Th2-Zellen.

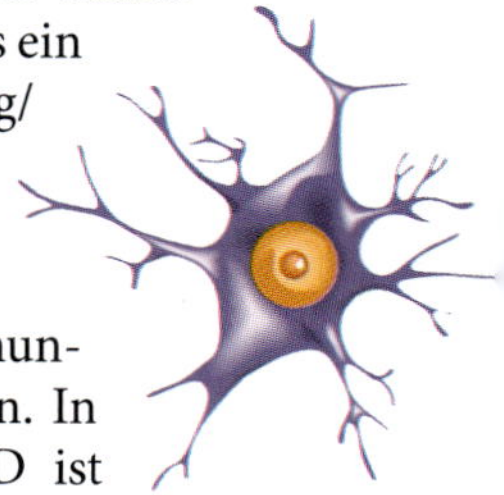

In Studien konnte Vitamin D bei MS die Schub-/Rezidivrate und Entzündungsaktivität verringern sowie die Muskelfunktion und Lebensqualität verbessern. In einer Studie der Harvard Universität wurde bei 465 MS-Patienten ≥ 1 x der 25(OH)D-Spiegel bestimmt und die gesundheitliche Entwicklung über einen Zeitraum von 5 Jahren beobachtet. Am Ende der Studie zeigte sich, dass ein Anstieg des 25(OH)D-Spiegels um 20 ng/ml innerhalb der ersten 12 Monate nach den ersten MS-Symptomen das Risiko für neue aktive Gehirnläsionen sowie für einen neuen Schub um 57 % verringert. Zusätzlich nahmen die T2-Läsionen um ein Viertel langsamer zu und der jährliche Verlust an Gehirnvolumen verringerte sich.

Nach Arbeiten von Prof. Coimbra wird angenommen, dass Patienten mit Autoimmunerkrankungen einen Polymorphismus haben im Enzym 25(OH)D-1α-Hydroxylase und dementsprechend deutlich höhere 25(OH)D-Spiegel benötigen, um intrazellulär ausreichend immunmodulierend wirkendes $1{,}25(OH)_2D$ zu bilden. Das Ausmaß dieser auch als Vitamin-D-Resistenz bezeichneten Störung kann durch Messung des PTH-Spiegels bestimmt werden. Coimbra startet seine Vitamin-D-Hochdosistherapie i. d. R. mit einer Tagesdosis von 1.000 I.E. Vitamin D pro kg KG und modifiziert die Vitamin-D-Dosis dann entsprechend der labormedizinisch ermittelten PTH-Werte. Gleichzeitig müssen die Patienten eine strenge kalziumarme Diät einhalten und während der Therapie auf eine ausreichende Wasserzufuhr ≥ 2,5–3 l/Tag achten. Auch seine Erfolge der Vitamin-D-Hochdosistherapie bei Patienten mit Vitiligo oder Psoriasis sind beeindruckend.

## Entzündliche Darmerkrankungen

Morbus Crohn gehört wie Colitis ulcerosa zu den chronisch entzündlichen Darmerkrankungen. Um die 320.000 Menschen sind derzeit in Deutschland von dieser Darmkrankheit, die in Schüben verläuft, betroffen. Zu den typischen Symptomen zählen: immer wiederkehrende, unterschiedlich starke Bauchschmerzen und häufige, zum Teil blutige Durchfälle. Bei länger anhaltenden Schüben leiden die Betroffenen zunehmend auch unter Gewichtsverlust und Schwäche.

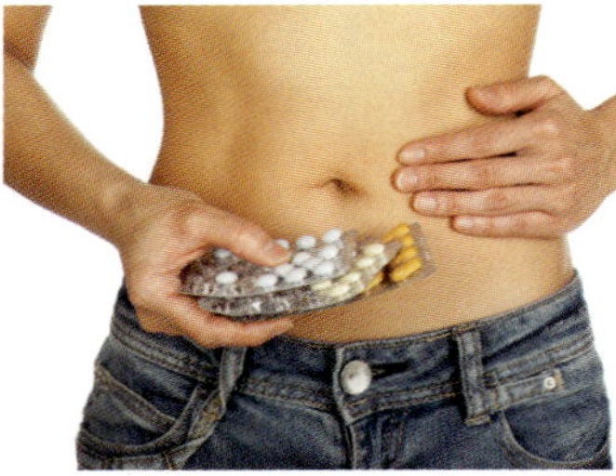

Auslöser sind vor allem Entzündungsherde, die im gesamten Verdauungsapparat, doch meistens im Dick- und Dünndarm, Gewebeschichten angreifen und zerstören können.

Die Aufnahme von Vitamin D ist bei entzündlichen Darmerkrankungen deutlich beeinträchtigt. Dementsprechend haben viele Betroffene einen Vitamin-D-Mangel. In aktuellen Studien an Patienten mit Morbus Crohn führte der Anstieg des 25(OH)D-Spiegels von 20 ng/ml auf über 40 ng/ml durch die tägliche Supplementierung von bis zu 5.000 I.E. Vitamin D zu einer deutlichen Abnahme der Entzündungsaktivität im Darm. Bei entzündlichen Darmerkrankungen kann Vitamin D die Darmgesundheit und die Lebensqualität der Betroffenen verbessern. Vitamin D unterstützt zudem eine gesunde Darmflora und eine intakte Darmbarriere.

## Allergien und Asthma

Auch Entzündungsprozesse werden durch Vitamin D gedämpft und unser Immunsystem auf breiter Ebene gestärkt. Vitamin D steigert bei allergischen Erkrankungen die Produktion von antiallergischen und antientzündlichen Botenstoffen. Darunter die stark entzündungshemmend und antiallergisch wirkenden Substanzen TGF-beta (transformierender Wachstumsfaktor) und Interleukin 10. Interleukin 10 gilt derzeit als viel versprechender Kandidat für die Therapie von allergischen Erkrankungen (z. B. Heuschnupfen, Neurodermitis). Personen mit Allergien, Asthma bronchiale oder chronisch obstruktiver Lungenerkrankung (COPD) sollten vor allem auf eine gute Versorgung mit Vitamin D achten, da bei ihnen ein Vitamin-D-Mangel das Risiko für Atemwegsinfekte bis zu 5-fach erhöht.

## Erkältung und grippale Infekte

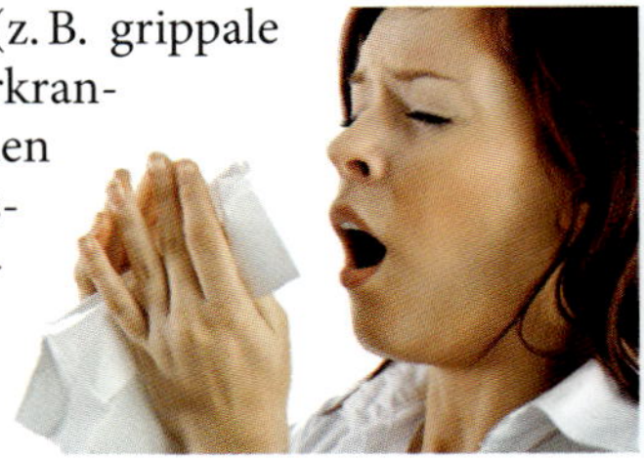

Infektionen der oberen Atemwege (z. B. grippale Infekte) zählen zu den häufigsten Erkrankungen überhaupt und verursachen hohe Kosten aufgrund von Arbeitsausfällen. Erwachsene sind durchschnittlich 3- bis 4-mal pro Jahr, Kleinkinder sogar bis zu 13-mal betroffen. Lange hat man in der Wissenschaft gerätselt, warum Grippe- und Erkältungswellen immer in der sonnenarmen Jahreszeit über unser Land schwappen. Aktuelle Studien liefern nun neue Erklärungsansätze: immunschwächender Vitamin-D-Mangel.

Eine unzureichende Versorgung mit Vitamin D erhöht im Herbst und Winter bei Jung und Alt die Anfälligkeit für In-

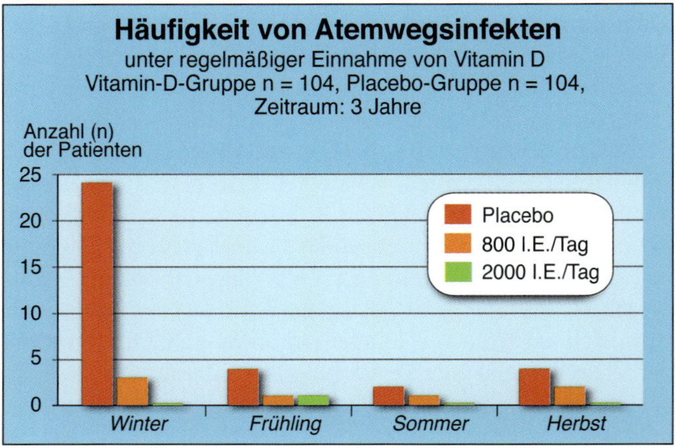

fektionen der oberen Atemwege erheblich. Vitamin D senkt die Infektiosität von Erkältungsviren, in dem es unter anderem die Produktion von körpereigenen Antibiotika steigert.

Die Ergebnisse von zwei aktuellen Meta-Analysen aus dem Jahre 2013 und 2016 sind beweisend dafür, dass die Supplementierung von Vitamin D bei Kindern und Erwachsenen das Risiko für Atemwegsinfektionen signifikant um 35 % reduziert.

## Krebs

Eine unzureichende Versorgung mit Vitamin D (25(OH)D < 30 ng/ml) ist mit einem deutlich erhöhten Risiko, an verschiedenen Krebsarten (z. B. Brust-, Darmkrebs) zu erkranken, verbunden. Vitamin D wirkt nicht nur vorbeugend, sondern kann auch die Therapie und den Verlauf einer Krebserkrankung positiv beeinflussen. Das Sonnenvitamin stabilisiert das Immunsystem und wirkt der Entstehung bösartiger Tumoren auf verschiedenen Ebenen entgegen: Vitamin D unterdrückt in seiner hormonaktiven Form das Tumorwachstum, verringert die Gefäßneubildung im Tumorgewebe, senkt das Risiko der Metastasierung und fördert den programmierten Zelltod einer Tumorzelle.

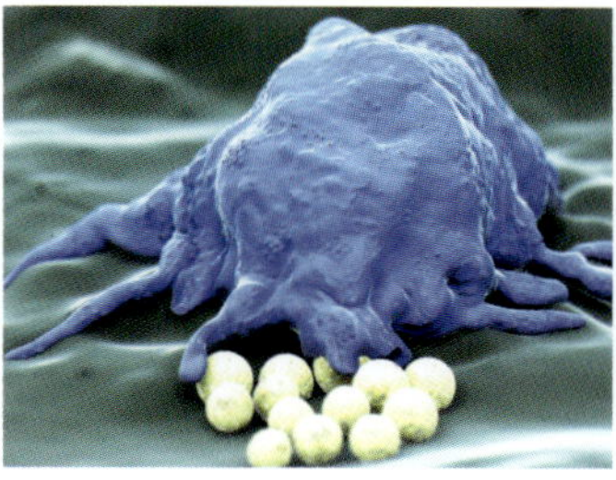

In einer kanadischen Studie wurde der Krankheitsverlauf von 512 Frauen mit Brustkrebs (Alter: ± 50,4 Jahre) von 1997 bis 2008 beobachtet. Bei Diagnosestellung hatten 37,5 % einen ausgeprägten Vitamin-D-Mangel (25(OH)D

<20 ng/ml). Nur 24 % der Betroffenen hatten einen fast normalen Vitamin-D-Status (25(OH)D >29 ng/ml). Nach zwölf Jahren war bei Frauen mit einem Vitamin-D-Mangel gegenüber denjenigen mit einem normalen Vitamin-D-Status das Risiko für eine Metastasierung um 94 % erhöht. Die Wahrscheinlichkeit, vorzeitig an der Erkrankung zu versterben, stieg bei einem Vitamin-D-Mangel um 73 %.

Eine aktuelle Metaanalyse mit 4.443 Brustkrebspatientinnen, die vor Kurzem im Fachjournal Anticancer Research veröffentlicht wurde, zeigt, dass Patientinnen mit einem guten 25(OH)D-Status (ca. 30 ng/ml) gegenüber Patientinnen mit einem Vitamin-D-Mangel (25(OH)D: ca. 17 ng/ml) nahezu eine doppelt so hohe Wahrscheinlichkeit haben, die Krebserkrankung zu überleben.

Die Ansprechrate der Krebstherapie kann durch Vitamin D gesteigert, Nebenwirkungen können verringert und die Verträglichkeit der Chemotherapie sowie die Lebensqualität der betroffenen Patienten verbessert werden. Grundsätzlich sollte bei allen Krebspatienten – insbesondere bei Brust- und Darmkrebs – der 25(OH)D-Status bei Diagnosestellung routinemäßig kontrolliert und entsprechend durch die gezielte Supplementierung von Vitamin D kompensiert werden.

## Länger leben mit Vitamin D

Zwischen der allgemeinen Sterblichkeit und dem Vitamin-D-Status besteht definitiv ein Zusammenhang, wie nun erneut aktuelle Studien belegen. So zeigen die Ergebnisse einer großen US-amerikanischen Metaanalyse aus dem Juni 2014, dass Personen mit einem ausgeprägten Vitamin-D-Mangel (25(OH)D:

< 10 ng/ml) gegenüber denjenigen mit einem normalen Vitamin-D-Status (25(OH)D: > 30 ng/ml) ein um 90 % erhöhtes Risiko haben, vorzeitig zu versterben.

Im Rahmen der vorliegenden Metaanalyse wurden die Ergebnisse von insgesamt 32 Studien aus 14 Ländern mit einer durchschnittlichen Studiendauer von 9 Jahren und über 500.000 Teilnehmern (Alter: ± 55 Jahre) ausgewertet. Dabei wurden Studien von 1966 bis 2013 analysiert. Die Auswertung der Studien ergab, dass bei einem 25(OH)D-Status von > 30 ng/ml die Sterblichkeitsrate etwa halb so hoch war als bei Menschen mit einem ausgeprägten Vitamin-D-Mangel (25(OH)D: 0–9 ng/ml; s. Abb.).

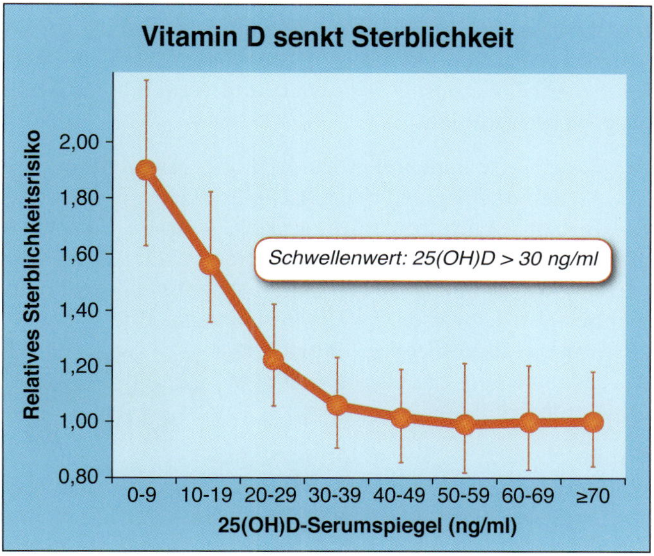

Für einen guten Vitamin-D-Status (25(OH)D: 40–60 ng/ml) muss ein gesunder Mensch in unseren Breiten täglich 40–60 I.E. Vitamin D pro kg Körpergewicht einnehmen. Eine 70 kg schwere Person müsste demnach täglich zwischen 2.800 bis 4.200 I.E. Vitamin D supplementieren.

## Vitamin D und Arzneimittel

Die Wirksamkeit zahlreicher Medikamente wird durch Vitamin D unterstützt. Zusätzlich verringert Vitamin D das Risiko für unerwünschte Arzneimittelwirkungen (z. B. Osteoporose durch Cortisonpräparate). Daneben können auch einige Medikamente (z. B. Antiepileptika) den Vitamin-D-Bedarf steigern, zum Beispiel indem sie Vitamin-D-abbauende Enzyme aktivieren. Durch diese Mikronährstoff-Räuber wird Vitamin D inaktiviert und verliert somit seine Stoffwechselfunktion.

Auf diese Weise können bei Kindern und Erwachsenen, die mit Arzneimitteln gegen epileptische Anfälle (z. B. Phenytoin, Carbamazepin) behandelt werden, schwere Störungen im Knochenwachstum auftreten. Diese gravierende Nebenwirkung wurde bereits vor 50 Jahren wissenschaftlich dokumentiert. Im schwersten Fall kann sich dabei eine *Osteopathia antiepileptica* entwickeln, das bedeutet, eine medikationsbedingte Osteoporose.

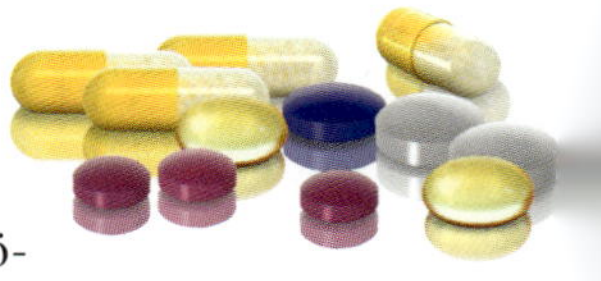

Bisphosphonate (z. B. Pamidronat) gehören zu den häufigsten in der Osteoporosetherapie und zum Teil auch bei Krebs verordneten Arzneimitteln. Die Wirksamkeit dieser knochenaktiven Medikamente kann durch

Vitamin D verbessert und gleichzeitig können schwerwiegende Nebenwirkungen (z. B. Nekrose des Kieferknochens) verringert werden.

Die Kiefernekrose ist eine gesicherte Nebenwirkung der Bisphosphonate (z. B. Pamidronat, Zoledronat). Daher ist eine Therapie mit Bisphosphonaten bei einem Vitamin-D-Mangel kontraindiziert, d. h. vor dem Einsatz von Bisphosphonaten muss der Arzt den 25(OH)D-Haushalt in jedem Fall auf einen normalen Status von 40–60 ng/ml durch die adäquate Supplementierung von Vitamin D einstellen.

Wenn Sie regelmäßig Arzneimittel einnehmen müssen wie:

- Antazida und Säureblocker (z. B. Omeprazol),
- Antiepileptika (z. B. Carbamazepin),
- Bisphosphonate (z. B. Risedronat),
- Blutdrucksenker (z. B. Nifedipin),
- Cholesterinsenker (z. B. Atorvastatin),
- Cortisonpräparate (z. B. Dexamethason),
- Krebsmedikamente (z. B. Anastrozol, Tamoxifen),
- Virustatika (z. B. Saquinavir, Zidovudin),
- Johanniskraut-Präparate,

dann sollten Sie in jedem Fall Ihren 25(OH)D-Status kontrollieren und entsprechend unter ärztlicher Kontrolle ausgleichen lassen. Generell wenden Sie sich bitte bei Fragen zu Ihren Medikamenten an Ihren Arzt und Apotheker.

## Drei gute Gründe für Magnesium

Vitamin D und Magnesium (Mg) unterstützen sich gegenseitig im Stoffwechsel an vielen Stellen.

1. Magnesium ist wichtig für die enzymatische Aktivierung des Sonnenvitamins D zum Sonnenhormon (1,25(OH)$_2$D) und seine Wirkung über Vitamin-D-Rezeptoren. Dabei reguliert Magnesium durch drei Enzyme den Vitamin-D-Haushalt im Körper: Die 25-Hydroxylase, die 1-alpha-Hydroxylase und die 24-Hydroxylase. Die 24-Hydroxylase kann 25(OH)D

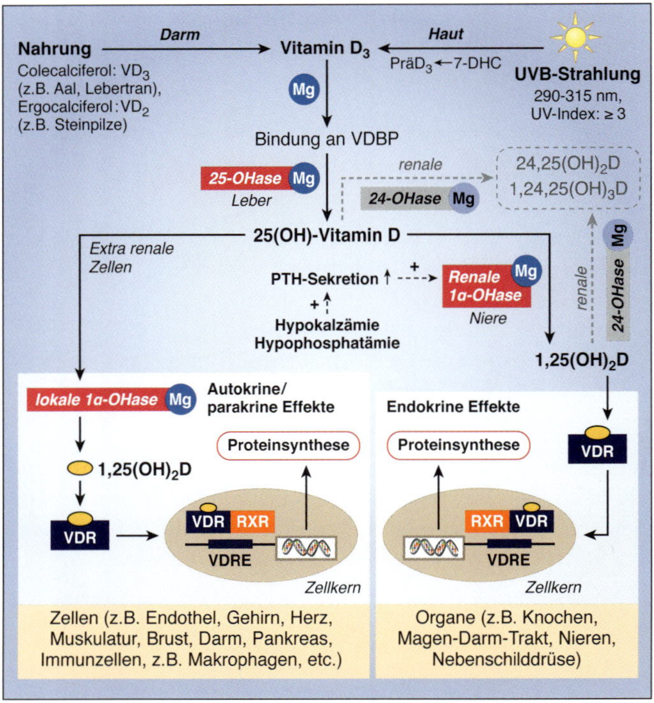


Vitamin D und Magnesium – gemeinsam sind sie stark!

und 1,25$(OH)_2$D durch Einfügen einer weiteren OH-Gruppe in Position 24 zu 24,25$(OH)_2$D und 1,24,25$(OH)_3$D abbauen. Im Tierversuch führte ein Magnesiummangel zu einer verminderten Aktivität der 1-alpha-Hydroxylase und einer erhöhten Aktivität der 24-Hydoxylase in den Nieren. Ein Mangel an Magnesium ist infolgedessen mit einer Hypovitaminose D verbunden.

2. Magnesium ist wichtig für die Bildung des Vitamin-D-bindenden Proteins (VDBP), welches Vitamin D und seine stoffwechselaktiven Formen (z. B. 25(OH)D, 1,25$(OH)_2$D) im Blut transportiert und im Gewebe verteilt.

3. Parathormon und 1,25$(OH)_2$D fördern im Magen-Darm-Trakt die Aufnahme von Magnesium aus dem Speisebrei. Ein Magnesiummangel kann andererseits die Ansprechrate des Gewebes auf beide Hormone beeinträchtigen. Bekanntestes Beispiel ist die so genannte Magnesium-abhängige Vitamin-D-resistente Rachitis, die nur auf eine Magnesiumtherapie anspricht.

Bei einer täglichen Dosierung von 40–60 I.E. Vitamin D pro kg Körpergewicht ist eine begleitende Einnahme von 4–6 mg Magnesium pro kg Körpergewicht pro Tag sinnvoll (z. B. 300 mg Mg/Tag, als Mg-Citrat).

Neben Magnesium sind für die Aktivierung und Stoffwechselfunktion von Vitamin D auch weitere Mikronährstoffe wie Vitamin $B_2$ und Vitamin C wichtig.

## Vitamin $K_2$ – Konjunktiv oder Imperativ?

Vitamin $K_2$ (z. B. MK-7) wirkt synergistisch mit Vitamin D in Bezug auf die Knochenmineralisation. Aufgrund der häufigen Unterversorgung mit Vitamin $K_2$ (z. B. MK-7) in Europa kann unter präventiven Aspekten die Supplementierung von 0,5–1 µg MK-7 pro kg Körpergewicht pro Tag empfohlen werden. Vitamin D kann – muss aber nicht – unter synergistischen Aspekten mit Vitamin $K_2$ kombiniert werden, insbesondere in der Osteoporose-Therapie (z. B. 2–5 µg MK-7 pro kg KG/d). Die Behauptung, Vitamin D würde ohne Vitamin $K_2$ eine Gefäßverkalkung verursachen, entbehrt bisher der wissenschaftlichen Evidenz, insbesondere wenn ein gesunder 25(OH)D-Status von 40–60 ng/ml eingehalten wird!

## Vitamin $D_3$ oder Vitamin $D_2$

Zunehmend werden im deutschsprachigen Raum neben Vitamin $D_3$ (Colecalciferol) auch Präparate mit Vitamin $D_2$ (Ergocalciferol) angeboten. Letzteres findet sich vor allem in Pilzen und wird gerne von Vegetariern eingenommen. In Bezug auf die 25(OH)D-Blutspiegel sind die beiden Vitamin-D-Formen bei täglicher Einnahme gleichwertig. Bei der hochdosierten Intervalltherapie ist Vitamin $D_3$ aufgrund seiner höheren Eiweißbindung Vitamin $D_2$ überlegen.

## Wie überprüfe ich meine Vitamin-D-Gesundheit?

Ob die Einnahme von Vitamin-D-Präparaten notwendig ist, kann beim Arzt mit Hilfe der labordiagnostischen Bestimmung des 25(OH)D (Calcidiol)-Spiegels im Blutserum überprüft werden. Dieser Messparameter spiegelt den individuellen Vitamin-D-Status am besten wider.

Hinweis: Zur Vorbeugung eines Anstiegs des Parathormonspiegels (sekundärer Hyperparathyreoidismus) ist mindestens ein 25(OH)D-Spiegel von ≥ 40 ng/ml bzw. ≥ 100 nmol/l notwendig!

| 25(OH)D (ng/ml) | 25(OH)D (nmol/l) | Bewertung |
|---|---|---|
| < 20 ng/ml | < 50 nmol/l | Vitamin-D-Mangel |
| < 30 ng/ml | < 75 nmol/l | Unzureichende Versorgung |
| 40–60 ng/ml | 100–150 nmol/l | Optimale Versorgung |
| > 150 ng/ml | > 375 nmol/l | Vitamin-D-Intoxikation |

Umrechnung: 40 ng/ml = 100 nmol/l; ng/ml x 2,5 = nmol/l

Der 25(OH)D-Spiegel sollte grundsätzlich auch im Rahmen einer medikamentösen Therapie von Diabetes mellitus Typ 1 und Typ 2, Herz-Kreislauf-Erkrankungen (z.B. Herzinsuffizienz), Knochenerkrankungen (z.B. Osteoporose), Krebserkrankungen (z.B. Brustkrebs), Nervenerkrankungen (z.B. multiple Sklerose), Schilddrüsenerkrankungen (z.B. Hashimoto-Thyreoiditis) 1- bis 2-mal im Jahr überprüft werden.

## Vitamin-D-Initialdosis (VDI) und Tagesdosierung

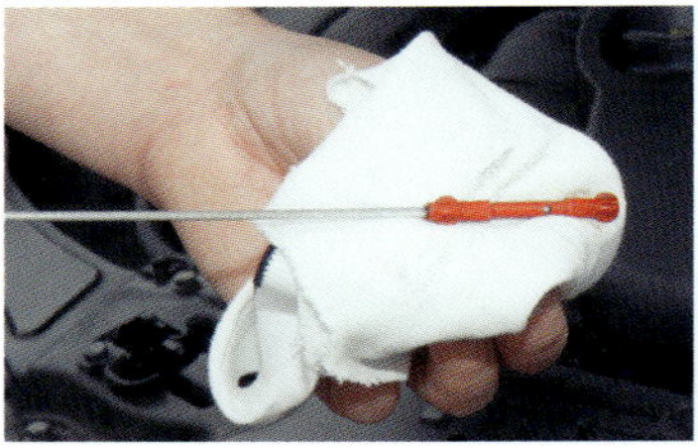

In der Praxis hat sich zum schnellen Ausgleich eines Vitamin-D-Mangels initial die hoch dosierte Einnahme von Vitamin $D_3$ (Cholecalciferol) bewährt. Bei einem Auto, das wegen Ölmangels kurz vor einem Kolbenfresser steht, würde man ja auch nicht an je 100 Tankstellen tropfenweise Öl nachfüllen, um das Schlimmste zu vermeiden.
Bekanntlich erhöhen 40 I.E. (= 1 µg) Vitamin $D_3$ den Blutspiegel an 25(OH)D um etwa 1 nmol/l im Blutserum. Danach lässt sich mit Hilfe einer einfachen Formel, die das Körpergewicht (KG) berücksichtigt, die initiale Vitamin-D-Dosierung (VDI) wie folgt berechnen:

**VDI:** 40 × [Sollwert – Istwert (nmol/l)] × kg KG

Bei einer Person mit einem 25(OH)D-Wert von 10 nmol/l und einem Körpergewicht von 65 kg würde sich danach die initiale Vitamin-D-Dosierung (VDI) bei einem Sollwert von 150 nmol/l wie folgt berechnen:

40 × [150–10 (nmol/l)] × 65 kg KG = 364.000 I.E. Vitamin $D_3$.

Die auf diese Weise errechnete Initialdosis von 364.000 I.E. Vitamin $D_3$ sollte über 7–10 Tage verteilt eingenommen werden, d. h. 9 Tage lang etwa 40.000 I.E. Vitamin $D_3$ täglich.

Im Anschluss an diese kurzfristige und hoch dosierte Vitamin-$D_3$-Therapie ist eine regelmäßige Einnahme von täglich 2.000–4.000 I.E. Vitamin $D_3$ bzw. 40–60 I.E. Vitamin $D_3$ pro kg KG empfehlenswert. Nach etwa acht Wochen sollte der 25(OH)D-Status nochmals beim Arzt kontrolliert werden, um zu überprüfen, ob die Vitamin-$D_3$-Dosierung ausreichend war.

## Vitamin D – Die Dosis macht das Gift

Die Toxizität von Vitamin $D_3$ als fettlöslichem Vitamin wird in der Presse oft stark übertrieben. Echte Gesundheitsschäden (z. B. Nierenverkalkung) durch freiverkäufliche Vitamin-$D_3$-Präparate sind extrem selten. Letztendlich geht es nicht um die Gefahr einer Überversorgung, sondern vielmehr um eine ausreichende Versorgung mit Vitamin $D_3$, die in allen Altersgruppen nicht gewährleistet ist. Auch deshalb ist immer eine Messung des 25(OH)D-Status empfehlenswert, um die Gefahr einer Über- und Unterversorgung zu vermeiden!

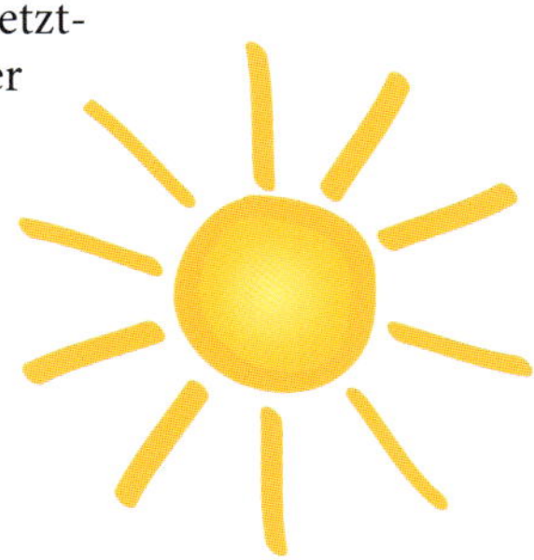

Als lebenslang unbedenkliche Obergrenze der Vitamin-D-Zufuhr wurde von der Europäischen Behörde für Lebensmittelsicherheit (EFSA) im Juli 2012 der Wert von 4.000 I.E. (= 100 µg) Vitamin $D_3$ pro Tag bei Erwachsenen festgelegt. Auch das amerikanische Institute of Medicine (IOM) gibt seit Längerem den Sicherheitswert von 4.000 I.E. Vitamin $D_3$ pro Tag bei Erwachsenen an.

Die US-amerikanische endokrinologische Fachgesellschaft gibt in ihrem aktuellen Leitfaden zu Vitamin D die folgenden sicheren Obergrenzen pro Tag an:

- Kinder (Alter: 0–12 Monate): 2.000 I.E. Vitamin $D_3$,
- Kinder und Jugendliche (Alter: 1–18 Jahre): 4.000 I.E. Vitamin $D_3$,
- Erwachsene und Schwangere (Alter > 19 Jahre): 10.000 I.E. Vitamin $D_3$.

## Literatur für Ihren Arzt und Apotheker

Bacchetta J, Zaritsky JJ, Sea JL, et al., Suppression of iron-regulatory hepcidin by vitamin D. J Am Soc Nephrol, 2014; 25(3):564–72.

Bergman P et al., Vitamin D and Respiratory Tract Infections: A Systematic Review and Meta-Analysis of Randomized Controlled Trials. PloS One, 2013; 8(6):e65835.

Bischoff-Ferrari HA, Willett WC, Orav EJ, et al., A pooled analysis of vitamin D dose requirements for fracture prevention. N Engl J Med, 2012; 367(1): 40–49.

Carrara D, Bruno RM, Bacca A, et al., Cholecalciferol treatment downregulates renin-angiotensin system and improves endothelial function in essential hypertensive patients with hypovitaminosis D. J Hypertens, 2016; 34(11): 2199-205.

Finamor DC, Sinigaglia-Coimbra R, Neves LC,et al., A pilot study assessing the effect of prolonged administration of high daily doses of vitamin D on the clinical course of vitiligo and psoriasis. Dermatoendocrinol, 2013; 5(1): 222–234.

Fitzgerald KH, Munger KL, Köchert K et al., Association of Vitamin D Levels With Multiple Sclerosis Activity and Progression in Patients Receiving Interferon Beta-1b. JAMA Neurol, 2015, 12:1-8.

Gröber U, Ausgewählte Mikronährstoffe im Sport. Schweizer Zeitschrift für Ernährungsmedizin, 1, 2018.

Gröber U, Gesund mit Vitamin D: Wie das Sonnenhormon hilft und schützt. 200 S., Südwest Verlag, 2017.

Gröber U, Holick MF. Diabetes Prevention: Vitamin D Supplementation May Not Provide Any Protection If There Is No Evidence of Deficiency! Nutrients; 11, 2651; doi:10.3390/nu11112651, 2019

Gröber U, Holick MF, Vitamin D: Die Heilkraft des Sonnenvitamins. 3., aktualisierte und erweiterte Auflage, 340 S., Wissenschaftliche Verlagsgesellschaft, 2015.

Gröber U, Holzhauer P, Kisters K, Holick MF, Adamietz IA, Micronutrients in Oncological Intervention. Nutrients, 2016; 8(3). pii: E163. doi: 10.3390/nu8030163.

Gröber U, Kisters K. Vitamin D niemals ohne Vitamin K2 – Imperativ oder Konjunktiv? EHK; 67: 226-230, 2018

Gröber U, Schmidt J, Kisters K, Magnesium in Prevention and Therapy. Nutrients, 2015; 7(9): 8199-8226.

Gröber U, Reichrath J, Holick MF, Live longer with vitamin D? Nutrients, 2015; 7(3): 1871–1880.

Holick MF, DeLuca HF, Avioli LV, Isolation and identification of 25-hydroxycholecalciferol from human plasma. Arch Intern Med, 129 (1): 56–61, 1972.

Holick MF, Sunlight „D"ilemma: risk of skin cancer or bone disease and muscle weakness. Lancet. 2001; 357(9249): 4–6.

Holick MF, Vitamin D deficiency. N Engl J Med, 2007; 357(3): 266–281

Hollis BW, Wagner CL, Clinical review: The role of the parent compound vitamin D with respect to metabolism and function: Why clinical dose intervals can affect clinical outcomes. J Clin Endocrinol Metab, 2013; 98(12): 4619–4628.

Matsuzaki H, Katsumata Sh-i, Kajita Y et al., Magnesium deficiency regulates vitamin D metabolizing enzymes and type II sodium-phosphate cotransporter mRNA expression in rats. Magnesium Research, 2013; 26 (2): 83–86.

McDonnell SL, et al., Serum 25-Hydroxyvitamin D Concentrations ≥40 ng/ml are associated with >65% lower cancer risk: Pooled analysis of randomized trial and prospective cohort study. PlosOne, 2016; 11(4):e0152441.

Mohr SB, Gorham ED, Kim J, et al., Meta-analysis of vitamin D sufficiency for improving survival of patients with breast cancer. Anticancer Res, 2014; 34(3): 1163–1166.

Morales E, Julvez J, Torrent M, et al., Vitamin D in Pregnancy and Attention Deficit Hyperactivity Disorder-like Symptoms in Childhood. Epidemiology, 2015; 26(4): 458–465.

Ooi JH, Chen J, Cantorna MT.Vitamin D regulation of immune function in the gut: why do T cells have vitamin D receptors? Mol Aspects Med. 2012; 33(1): 77–82.

Pittas AG, Dawson-Hughes B, Sheehan P et al. Vitamin D Supplementation and Prevention of Type 2 Diabetes. N Engl J Med; 381(6):520-530, 2019

Thomas CE, Guillet R, Queenan RA, et al., Vitamin D status is inversely associated with anemia and serum erythropoietin during pregnancy. Am J Clin Nutr, 2015; pii: ajcn116756. [Epub ahead of print]

Urbain P, Singler F, Ihorst G, Biesalski HK, Bertz H. Bioavailability of vitamin D2 from UV-B-irradiated button mushrooms in healthy adults deficient in serum 25-hydroxyvitamin D: a randomized controlled trial. Eur J Clin Nutr; 65 (8): 965–971, 2011

von Domarus C, Brown J, Barvencik F, et al., How much vitamin D do we need for skeletal health? Clin Orthop Relat Res, 2011; 469(11): 3127-3133.

Witham MD, Nadir MA, Struthers AD, Effect of vitamin D on blood pressure: a systematic review and meta-analysis. J Hypertens, 2009; 27(10): 1948-54.

Zittermann A, Pilz S, Hoffmann H, März W, Vitamin D and airway infections: a European perspective. Eur J Med Res, 2016; 21:14.

Weitere Informationen und Tipps finden Sie in dem Standardwerk

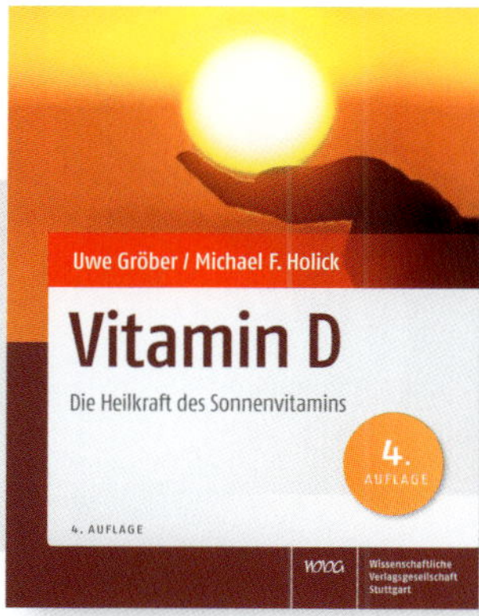


Von Apotheker U. Gröber und Prof. Dr. med. M. F. Holick.

4., aktualisierte und erweiterte Auflage 2020. 490 Seiten.
89 farb. Abbildungen. 23 farb. Tabellen. Kartoniert.
ISBN 978-3-8047-3875-1

WVG Wissenschaftliche Verlagsgesellschaft Stuttgart

**Wissenschaftliche Verlagsgesellschaft Stuttgart**
Birkenwaldstraße 44 | 70191 Stuttgart
Telefon 0711 2582 -341 | Telefax 0711 2582 -390
www.wissenschaftliche-verlagsgesellschaft.de

Apotheker Uwe Gröber
Prof. Dr. med. Klaus Kisters
Akademie für Mikronährstoffmedizin
Zweigertstraße 55, 45130 Essen
www.vitaminspur.de



**Ein Patientenratgeber von Ihrer Apotheke / Arztpraxis**



Titelbild: Mauritius Images, Mittenwald/fotolia.com, S. 2: Monkey Business Images/fotolia.com, S. 8: Oliver Boehmer/fotolia.com, S. 9: Quade/fotolia.com, S. 11: Igor Mojzes/fotolia.com, S. 13: Albix/fotolia.com, S. 13: Anne Katrin Figge/fotolia.com, S. 15: Denys Kurbatov/fotolia.com, S. 17: Lorelyn Medina/fotolia.com, S. 18: dondoc-foto/fotolia.com, S. 20: Knut W./fotolia.com, S. 21: Juan Gärtner/fotolia.com, S. 24: K.-U. Häßler/fotolia.com, S. 30: Anika Kuschert/fotolia.com, S. 4, 31: Kübra Tosun/fotolia.com, S. 5, 7, 9, 20, 23, 26: Doris Köhl

PZN 16506598

ISBN 978-3-8047-4094-5

9 783804 740945

WVG

www.wissenschaftliche-verlagsgesellschaft.de